DISSERTATION

SUR LE

CHOLÉRA-MORBUS

ÉPIDÉMIQUE.

De l'Imprimerie de P.-É. BRÉDIF, à L'AIGLE (Orne).

DISSERTATION

SUR LE

CHOLÉRA-MORBUS

ÉPIDÉMIQUE,

PAR F.-P. ÉMANGARD,

DOCTEUR EN MÉDECINE DE LA FACULTÉ DE PARIS,

L'UN DES COLLABORATEURS

DES ANNALES DE LA MÉDECINE PHYSIOLOGIQUE.

...... Febris à spinâ digito hærente excitata extingui non potest nisi spinâ avulsâ.

BAGLIVI, *Prax. med. lib.* 1.

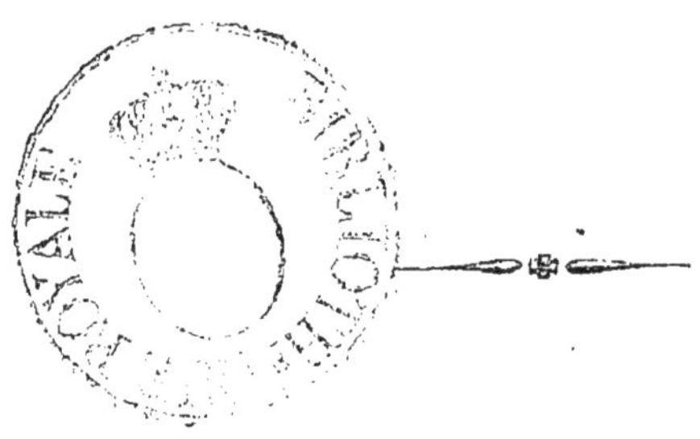

A L'AIGLE,

CHEZ **M. LAINÉ-GLAÇON**, LIBRAIRE.

—

AVRIL 1832.

DISSERTATION

SUR

LE CHOLÉRA-MORBUS

ÉPIDÉMIQUE.

UN fléau, qui tous les ans frappe les habitans de l'Inde, s'est étendu bien loin au-delà des limites que semblait lui avoir tracé la nature. L'influence des climats a disparu; les latitudes les plus opposées ont connu le *choléra-morbus*. Toutes les précautions humaines, pour l'arrêter dans sa marche meurtrière, ont été inutiles. Devant lui les plus hautes montagnes s'applanissent, les barrières armées sont illusoires; sa direction vagabonde, et pour ainsi dire capricieuse, trompe toutes les prévisions. Il franchit les mers, épargne dans sa course des contrées étendues, tombe comme la foudre sur d'autres, y porte la terreur et la mort.

Il est parti du Delta du Gange et de la presqu'île de l'Inde, où il exerce ordinairement ses ravages sous l'influence d'un sol marécageux et d'un soleil brûlant, a envahi le Dehly, le Berar, le Malva, le Decan, la Perse, l'Arabie, a laissé respirer un instant l'Asie pour visiter l'Europe.

La Russie a été désolée par sa présence, et, comme si l'héroïque et malheureuse Pologne n'avait pas assez d'une guerre impie pour la détruire, le choléra, après avoir effrayé l'autocrate du nord, est devenu son allié. La Prusse, la Hongrie, l'Autriche, ont ressenti ses coups.

L'invasion de la capitale des Français par une maladie si grave a dû être un appel aux médecins courageux des départemens. Ils ont osé aller au-devant de cet ennemi, dans le dessein d'étudier sa marche, son caractère, et d'apprécier les désordres qu'il laisse après lui.

C'est afin d'atteindre ce but, que je partis de L'Aigle, le 3 avril dernier, pour me rendre à Paris, que je n'ai quitté que le 10, à neuf heures du soir.

Quoique j'eusse lu presque tout ce qui avait été écrit sur cette terrible épidémie, j'ai saisi cette occasion avec d'autant plus d'empressement, que les traitemens conseillés par les différens auteurs me prouvaient que, si les descriptions étaient exactes, les mêmes conséquences physiologiques n'en avaient pas été tirées ; d'où la différence des traitemens conseillés et quelquefois leur bizarrerie. J'ai vu avec surprise les enseignemens de l'expérience perdus pour un grand nombre de médecins, dont les noms figurent honorablement dans les annales de la médecine contemporaine. J'ai vu tout ce que peut exécuter de déplorable l'empirisme en délire.

J'ai vu aussi des praticiens consciencieux cherchant la vérité de bonne foi, basant leur traitement sur les données physiologiques que la raison avoue et que l'expérience vient consacrer.

Au milieu de ce conflit d'opinions diverses, j'ai dû observer sans idées préconçues, voir la maladie à toutes ses périodes, autant que cela est possible dans les hôpitaux, saisir les symptômes graves dans leurs diverses nuances, expliquer la perturbation rapide et promptement mortelle des différentes fonctions, voir si les traces laissées après les terminaisons funestes peuvent, nouveau fil d'Ariane, faire trouver les détours de ce labyrinthe.

Ces conditions remplies, il était facile d'adopter un traitement ; c'est ce que j'ai fait.

Histoire du Choléra-Morbus.

Cette maladie a été décrite par Hippocrate dans le cinquième livre des épidémies, et, quoiqu'il ne cite que des faits isolés, on y reconnaît l'exactitude du père de la médecine. Mais, de tous les médecins de l'antiquité, Arétée de Cappadoce est celui qui nous a donné la meilleure histoire du choléra-morbus. Le tableau qu'il nous a laissé est en tout semblable à celui que nous avons sous les yeux. Les descriptions données par Sydenham, Boërhaave et tous les modernes, ne diffèrent que sur la plus ou moins grande intensité, selon que la maladie est épidémique ou sporadique.

Quelque rapide que soit la marche de la maladie, il est cependant possible de lui reconnaître deux périodes.

Première. Diarrhée, vomissemens, malaise général, pesanteur de tête ayant souvent précédé d'un ou plusieurs jours l'envahissement des symptômes graves de la maladie. Alors vomissemens et déjections d'un liquide le plus souvent clair comme l'eau, inodore, mêlé de petits flocons blanchâtres; coliques, selles fréquentes et abondantes, refroidissement des membres, engourdissement, crampes musculaires, cyanose de la peau des extrémités, petitesse du pouls, œil triste exprimant une douleur profonde, conjonctive injectée, figure grippée, suppression de l'urine et de la sécrétion de la bile, soif ardente.

Deuxième. Le malade n'a point été secouru au début; alors froid glacial de toute la surface du corps, cyanose générale, œil enfoncé dans l'orbite entourée d'un cercle livide; la matière des vomissemens ressemble au petit lait ou à l'eau de riz, prend quelquefois vers la fin une consistance crèmeuse; phonation particulière, espèce d'enrouement auquel on reconnaît déjà que la maladie a trop marché, aspect cadavéreux, sueur froide, crampes arrachant souvent des cris aigus aux malheureux cholériques. Si les soins les plus empressés, les moyens les plus efficaces n'ont pu rappeler la chaleur, la dyspnée survient, l'œil s'enfonce de plus en plus dans l'orbite, semble être atrophié, et la mort termine cette cruelle scène.

Il n'est pas possible, pour peu qu'on se
serve de sa raison et qu'on ait égard aux
analogies, d'admettre des déjections alvines
et des vomissemens abondans et douloureux,
sans admettre en même temps l'existence
d'une irritation plus ou moins considérable
du tube digestif. Maintenant, si l'on se rappelle la structure des ganglions nerveux d'a-
près Scarpa, les liaisons du trisplanchnique
avec la racine postérieure des nerfs spinaux,
avec la cinquième paire et le nerf vague; si
l'on réfléchit que la racine postérieure des
nerfs spinaux est destinée à transmettre les
sensations, que par conséquent l'intercostal
tirant de là son origine est un nerf sensitif;
qu'il est dans les viscères l'organe du tact,
l'excitateur de ce qu'on nomme la vie orga-
nique; si l'on ajoute que les ramifications de
ce nerf sont d'autant plus composées qu'elles
sont situées plus inférieurement; on s'expliquera comment, dans les maladies de l'uté-
rus, de la vessie urinaire, du gros intestin,
les filamens les plus inférieurs du trisplanchnique irrités causent un ébranlement dans
presque tout le système nerveux; comment
les fibres musculaires du cœur, des intestins,
reçoivent le principe de leur mouvement,

non des nerfs moteurs, mais du contact du sang ou de celui des ingesta. De même on comprend les mouvemens des viscères déterminés par les émotions morales.

Ces principes posés, voyons ce qui arrive.

Une cause qui échappe à toutes nos investigations sévit sur l'espèce humaine; les voies digestives sont frappées les premières, ce qui se manifeste par des déjections alvines et des vomissemens; le sentiment des intestins et de l'estomac est exalté; une congestion de la membrane muqueuse en est la conséquence. La sensibilité (1) portée à l'excès réagit sur le cœur par les liaisons nerveuses que j'ai indiquées plus haut. La douleur devient si profonde qu'elle enchaîne la vie dans sa source.

-----

(1) Si quis animum advertat ad dolorem , quandò partem aliquam vehementer affligit , videbit statìm doloris causâ turbari universum systema solidorum et fluidorum in parte dolente et *consensione* quâdam in partibus etiam remotis; ita ut , si magnus fuerit dolor, magna etiam erit et turbatio : partes enim frigore corripientur , attenuabitur pulsus, supprimentur cursus et evacuationes liquidorum , crispatâque universâ serè solidorum machinâ, vicinum morti animal existimabitur.

(BAGLIVI , *de Irritatione solidorum*.)

Le cœur bat péniblement, ne pousse le sang qu'incomplètement vers les extrémités ; le cerveau moins excité, la syncope devient menaçante; les extrémités se refroidissent, prennent la teinte bleuâtre. Il y a perturbation dans toutes les fonctions (1); tous les liquides qui devaient servir à l'hématose arrivent sans élaboration vers les points irrités (2). L'interruption de la circulation vers les extrémités produit les crampes. Ici se trouve une analogie frappante avec ce qu'éprouvent les personnes chez lesquelles un obstacle à la circulation rend la gangrène des extrémités inférieures imminente. Si on ne rémédie promptement à cet état, la mort en est l'infaillible résultat.

Je dois faire observer que si les vomissemens existent seuls, qu'il y ait peu ou point

----

(1) Ceci explique la couleur noire du sang et tous les phénomènes, tels que vertiges, tintemens d'oreilles, surdité, obscurcissement de la vue, qui ont fait admettre, par les médecins anglais *Searle, Scot, Bell, Hamilton*, un *choléra-asphyxie*.

(2) Les analises du professeur Hermann prouvent qu'il existe une grande analogie entre les matières vomies, les déjections alvines des cholériques, et le suc gastrique.

de selles, la syncope arrive rarement et souvent même il y a délire ; quand l'irritation intestinale prédomine, le malade conserve jusqu'à la fin l'usage de son intelligence.

Autopsies.

Ce serait peu d'avoir rapporté les symptômes du choléra - morbus, d'avoir donné l'explication physiologique de leur développement, si les nécroscopies ne venaient confirmer les assertions déjà mises en avant.

Les tégumens de l'abdomen enlevés, on voit le paquet intestinal rouge dans toute l'étendue de sa membrane séreuse ou péritonéale. L'estomac et les intestins ouverts au moyen de l'entérotôme, sans les changer de place, et examinés sans lavage préalable, on acquiert la conviction que la membrane muqueuse porte des traces plus ou moins profondes de phlegmasie ; quelquefois l'estomac et même le pylore sont plus spécialement frappés ; le plus souvent, c'est le gros intestin. On trouve depuis la teinte rosée, l'injection, le ramollissement, l'arborisation, jusqu'à la perforation (que j'ai vue deux fois à Paris). Les follicules muqueux et les villosités ont acquis un développement plus considérable que dans l'état normal; ils sont gonflés et très-apparens.

Un liquide clair, blanc, quelquefois de consistance crèmeuse, existe dans la cavité gastrique et intestinale; liquide en tout semblable à celui des déjections.

Les poumons et le foie sont ordinairement le siége d'épanchement de sang noir; celui-ci remplit souvent le ventricule gauche du cœur, le droit est presque toujours vide.

Quand l'estomac a été plus spécialement le siége de l'irritation, les membranes du cerveau et cet organe lui-même sont plus ou moins injectés.

La vessie est trouvée vide et contractée, formant derrière le pubis un corps dur et rond.

Quelles que soient les interprétations que les différens écrivains donnent des lésions observées après la mort des cholériques, notons les désordres que je viens d'énumérer, désordres que j'ai observés sur dix-sept cadavres pendant mon séjour à Paris, et en tout semblables à ceux rapportés par les auteurs anglais et français. Écoutons maintenant M. Gravier, médecin français, chargé

en chef du service de santé à Pondichéry.
De nombreuses autopsies lui ont montré la
membrane de l'œsophage enflammée, l'orifice
cardiaque d'un rouge violet ; la membrane
interne de l'estomac, dans toute l'étendue de
ce viscère, épaissie, d'un brun gangreneux;
une seule fois elle s'est trouvée ulcérée, et
l'on pouvait facilement la séparer de la membrane musculeuse. M. Gravier a vu celle-ci
perforée chez une vieille femme qui avait
vomi des vers. Le duodenum présente toujours le même aspect que l'estomac; mais les
intestins grêles n'offrent pas les traces d'une
aussi violente phlegmasie, etc. En général,
les traces d'inflammation sont moins appa-
rentes dans les cadavres des individus morts
subitement, et qui ont succombé plutôt à la
douleur et à l'intensité des spasmes convulsifs
qu'à la désorganisation des viscères.

Cette dernière observation est d'une grande
importance pour déterminer le mode de développement de la maladie, et concilier certains résultats en apparence contradictoires.
Elle vient à l'appui de la doctrine de l'irritation, fortifie les explications que j'ai données
plus haut. Elle nous apprend comment il se
fait que des hommes qui cherchent franche-

ment la vérité aient des idées différentes sur
le caractère d'une maladie. Elle nous montre
le danger d'envisager les irritations nerveuses
comme devant toujours être combattues par
les antispasmodiques ou prétendus tels. Enfin
elle jette, sur la nature du choléra-morbus,
sur son véritable caractère, la lumière la
plus vive.

Aussi M. Gravier le considère-t-il avec
raison « comme une irritation phlogistique
« du canal digestif, qui d'abord se présente
« sous la forme nerveuse, et peut, à raison
« des sympathies qu'elle excite, devenir mor-
« telle à ce degré, en épuisant les forces par
« les convulsions et la douleur, mais qui,
« pour peu qu'elle se prolonge, ne manque
« jamais de revêtir le caractère inflamma-
« toire ».

Nous savons maintenant pourquoi certains
médecins nient que les cadavres offrent toujours les traces d'une inflammation capable
d'avoir la mort pour résultat. Nous savons
pourquoi ils sont encouragés dans l'administration de moyens incendiaires employés
empiriquement et variés suivant l'inspiration
du moment.

S'ils se rappelaient, ou s'ils savaient que

les plus violentes névralgies sont toujours combattues avec avantage par les émissions sanguines, ils pourraient nier, s'ils le veulent, la congestion et l'inflammation comme suite nécessaire de l'irritation, il n'en résulterait au moins rien de funeste pour les malades ; mais il n'en est pas malheureusement ainsi : « Ils ignorent, dit encore M. Gravier, complètement la nature du mal. Les uns, frappés seulement des spasmes, qui sont les symptômes les plus apparens, l'appellent choléra spasmodique ; les autres, fixant exclusivement leur attention sur l'eau rendue par les vomissemens et les selles, le nomment choléra hydrogéné, etc. Ils partent de ces idées ou d'autres analogues pour administrer les plus forts excitans ».

Nous reviendrons sur ce sujet en parlant du traitement du choléra.

Causes.

Vouloir apprécier, par le raisonnement, la cause générale et première du choléra, serait s'égarer dans le vaste champ des hypothèses, puisqu'elle échappe à tous les moyens physiques. Il suffit au médecin de signaler les causes secondaires, celles qui sont prédisposantes.

Tous les observateurs s'accordent sur ce point, que c'est surtout sous l'influence du vent variant du nord-est au nord-nord-ouest, tantôt sec et tantôt humide, que le choléra s'annonce avec le plus de violence. Les personnes mal nourries, mal vêtues, négligeant les soins de propreté; celles qui se livrent à la débauche et dont les organes de la digestion sont constamment excités par les liqueurs fortes; celles qui s'exposent à des émotions trop vives, soit qu'elles proviennent du plaisir ou de la peine, sont les premières frappées. Il est facile de concevoir qu'avec cette prédisposition, si elles sont soumises à l'action alternative du froid humide de la nuit et de la chaleur du jour, elles courreront plus de dangers que les hommes qui peuvent se soustraire à ces influences. Celles-ci se font puissamment sentir aux pauvres Malabares, comme l'a remarqué M. Gravier, aux Parias généralement plus faibles et plus mal nourris que les Européens.

Indépendamment des causes que je viens d'énumérer, il paraît constant que les émanations putrides, les grandes réunions d'hom-

mes, si les précautions hygiéniques sont né-
gligées, favorisent le développement du choléra-morbus. On sait aussi que de semblables
dispositions locales déterminent l'apparition
des fièvres dites pernicieuses, du typhus, de
la fièvre jaune, des gastro-entérites épidémi-
ques en général; et ce n'est pas le seul point
de contact ou de similitude qu'on puisse établir entre ces maladies, dont la nature est
la même,.et qui ne présentent de différence
que dans la promptitude de la marche et
l'intensité des symptômes.

Sydenham avait signalé cette succession
et cette simultanéité de diverses maladies
analogues par leurs symptômes d'invasion,
et par l'indication qu'elles offrent au médecin
physiologiste; ainsi, à la fièvre qu'il nommait
de petite vérole, parce qu'elle existait en
même temps que cette maladie, succédaient
une fièvre intermitente épidémique, une diarrhée épidémique, une fièvre dyssentérique,
le choléra-morbus, enfin la dyssenterie qui
sévit avec celui-ci sur la fin de 1669 et dura
pendant les années 1670, 1671 et 1672. La
même observation peut être faite en France.
Ici, à côté de trois cas de choléra-morbus
que j'ai traités, j'ai eu à combattre des diar-

rhées, des gastro-entérites aiguës, une dyssenterie dont l'invasion marquée par un refroidissement considérable, crampes, vomissemens d'un liquide blanc très - abondant, ténesme avec excrétions de matières muqueuses sanguinolentes, était, pour ainsi dire, la transition au choléra-morbus grave et promptement mortel, si ce n'était déjà lui.

Établir cette analogie est de la plus grande importance pour arriver à un traitement rationnel, comme nous le verrons par la suite.

Si l'on se rappelle ce que j'ai dit de la perturbation générale des fonctions lors de l'invasion, on se rendra facilement compte de la cause de la mort chez les cholériques. On s'expliquera l'épaississement du sang, sans donner sa décomposition comme cause de la maladie, ainsi que l'a fait le professeur Hermann, de Moscou.

On saura que l'excessive irritation du canal digestif intervertit aussi-bien la sécrétion de la bile que les autres sécrétions, et que l'absence de cette liqueur dans les déjections de la plupart des cholériques, n'est pas une raison pour affirmer, avec M. Leuret, que la maladie régnante n'est pas le choléra, c'est-à-dire ne ressemble pas en tout point au choléra sporadique où les déjections sont bilieuses. Le même auteur n'admet cependant pas que ce soit une maladie locale ou générale, ni une maladie nerveuse; mais, sans se prononcer positivement, il fait comme ceux (et ils sont en grand nombre) pour lesquels les effets deviennent des causes, et pour lui le système sanguin est le siége principal de la maladie, parce que le sang est d'une plus grande consistance et d'une couleur foncée, que le caillot est plus abondant que le sérum. Je ne reviendrai point sur les explications que j'ai données et qui peuvent s'appliquer à ce phénomène comme aux autres.

Diagnostic.

La description générale que j'ai donnée du choléra au commencement de ce mémoire, pourrait me dispenser d'un chapitre sur le diagnostic; mais je dois parler de quelques variétés de symptômes qui ont déterminé les auteurs anglais Scot, Searle, Bell, Hamilton, à faire trois espèces de choléra.

Ainsi nous aurons le *choléra-asphyxie* dans lequel il survient tout-à-coup des vertiges, des tintemens d'oreille, de la surdité et l'obs-

curcissement de la vue. Les intestins se vident
en un instant de tout ce qu'ils contiennent,
puis le malade a quelques selles blanches, ca-
ractéristiques du choléra, et parfois des vomissemens. A ces symptômes se joignent un
froid général, une grande prostration des
forces avec suspension de la circulation. La
mort arrive quelquefois au bout d'une demi-
heure. Nous aurons le *choléra - congestif :*
étourdissemens, borborygmes, selles; plusieurs heures ou même plusieurs jours au-
paravant, il y avait eu de la faiblesse et des
symptômes d'indigestion; puis vomissemens
et déjections de matières semblables à une
bouillie de riz claire; prostration des forces,
tremblement ou tiraillement des extrémités,
ou spasmes cloniques; traits altérés, tintemens d'oreille, peau humide et froide, pouls
faible, oppression précordiale. A l'oppression
succède bientôt une *chaleur interne accom-*
pagnée de soif et d'un désir extrême de
boire de l'eau froide ; l'estomac devient très-
irritable et il y a de l'inquiétude; le pouls
est fréquent et grèle, les extrémités sont froides; des crampes se manifestent d'abord aux
membres, puis au ventre et à la poitrine :
alors le malade tombe dans le *collapsus ,*

l'estomac et les intestins n'ont plus la force de rien rejeter; les convulsions et les spasmes cessent ; la peau est livide , couverte d'une sueur froide; les doigts sont ridés , les yeux rouges, à demi fermés, recouverts d'une pellicule membraniforme; le visage a tous les traits de la mort; coma, dyspnée. Enfin nous aurons le *choléra-morbus* proprement dit : au début, frissons, langueurs, douleurs musculaires , engourdissement des extrémités , vertiges ou pesanteur de tête, nausées, sentiment de plénitude à la région précordiale , en un mot, *symptômes semblables à ceux qui précèdent un accès de fièvre :* ensuite vomissemens de matières visqueuses ou bilieuses, et selles de même matière, avec des tranchées et des douleurs d'entrailles ; chaleur de la peau, plénitude et force du pouls , violent mal de tête, quelques convulsions et douleurs très-vives. Si les malades qui se trouvent dans cet état ne sont pas promptement secourus, ils ne tardent pas à tomber dans le *collapsus* qui caractérise le *choléra-asphyxie.* (1)

Tout médecin, qui a eu ou qui aura ob-

---

(1) Searle , op. cit. , p. 25.

servé le choléra-morbus, s'est déjà convaincu ou se convaincra, par la pratique, que cette division en espèces est le plus souvent sans application; car on trouve presque toujours des symptômes d'une espèce combinée aux autres, ce qui ferait conclure avec plus de raison que cette maladie, toujours grave, présente pourtant des nuances dans la rapidité de sa marche et dans la gravité des accidens.

Prognostic.

Ici, comme dans toutes les maladies, le prognostic est toujours subordonné à la gravité des symptômes et à la rapidité de leur marche; il sera d'autant moins fâcheux que le cholérique sera plus tôt soumis à un traitement convenable et que des soins de tous les instans lui seront prodigués.

Si le pouls se relève, si la chaleur reparaît à la peau, que l'intensité des vomissemens, des selles, des coliques et des crampes diminue; si le liquide des déjections prend une teinte jaunâtre, que les yeux aient plus d'expression; on peut augurer favorablement de l'issue de la maladie.

Mais si le contraire arrive ; quoique rien n'ait été négligé et que les symptômes , tels que respiration prompte et difficile, cessation du pouls aux extrémités , abattement des traits, enfoncement des yeux dans l'orbite entourée d'un cercle livide , refroidissement de l'haleine et de la langue ; quoique les selles et les vomissemens aient cessé ; si , dis-je, ces symptômes surviennent, toute espérance est enlevée.

Cette maladie est si grave , elle a une marche quelquefois si insidieuse , qu'une amélioration dans l'état du malade peut être momentanée et pourtant avoir la mort pour terminaison. Cette circonstance se rencontre chez les individus doués d'une grande résistance vitale. La disposition contraire trompe souvent les plus belles espérances. J'ai vu arriver à l'hôpital des malades qui en apparence étaient dans l'état le plus favorable pour obtenir d'heureux succès, et qui le lendemain n'existaient plus. Je pense que ces résultats funestes peuvent être dus au peu de force morale, à la pusillanimité , cause la plus fréquente du défaut de résistance vitale.

Il est une autre terminaison citée par MM. Russel et Barry, et qui, selon moi, dé-

pend tout à fait du traitement employé : c'est
cette circonstance où le malade réchauffé par
les moyens extérieurs, saigné à la manière
des médecins anglais, se trouvant mieux, est
ensuite soumis à l'action de leur calomelas,
véritable panacée d'outre-mer, au camphre,
au piment, aux moyens incendiaires de toute
espèce. Le choléra a disparu ; il est descendu
à la nuance typhus.

Plusieurs cas semblables se sont offerts à
mon observation à l'Hôtel-Dieu de Paris, où
les divers traitemens n'étaient que des modi-
fications du mode incendiaire combiné aux
saignées. Ce fait vient encore à l'appui de
l'opinion que j'ai émise, opinion que je crois
partager avec le fondateur de la médecine
physiologique, sur l'identité des affections
morbides desquelles on a fait autant d'entités
distinctes ne différant réellement que par la
rapidité et la gravité des accidens.

Traitement.

La maladie qui désole Paris, s'étend sur
d'autres points de la France et bientôt sans
doute l'aura envahie tout entière, étant origi-
naire de l'Inde, il paraissait naturel que l'on

fût puiser des documens là où de nombreuses épidémies avaient dû fixer l'attention des médecins, et éclairer leur esprit sur le véritable caractère de ce fléau : mais parcourez les annales médicales de ce malheureux pays, et vous verrez que la science n'y a fait aucun progrès. Depuis 1756 jusqu'en 1782, on a vanté la thériaque, le diascordium, la drogue amère des jésuites, le gingembre, le camphre, le piment, l'éther et l'eau-de-vie à haute dose. Les mêmes moyens ont été conseillés et mis en usage pendant l'épidémie de 1817 à 1825. Et si l'on se rappelle le caractère physiologique du choléra, et les traces anatomo-pathologiques qu'il laisse après lui, pourra-t-on, sans éprouver un sentiment d'horreur, lire, dans une instruction insérée dans la gazette de Madras et rapportée par M. Gravier, que des liqueurs fortes avec du laudanum, de l'éther, du calomel, de la poudre de Chili, étaient prescrits *ad libitum?* que la soif ardente, qui dévore les malades et leur fait rechercher l'eau froide, loin d'être étanchée, était provoquée de plus en plus par l'administration d'une mixture faite avec une demi-once de piment, d'opium, de camphre et de cardamome dans trois onces d'eau-de-vie?

« Le mal que fit cette pratique, dit M. Gra-
« vier, est incalculable : elle a couvert l'Inde
« de deuil.

« Cependant quelques malades guérirent,
« ajoute le même médecin; mais la plupart
« des victimes de ces prétendues guérisons
« traînent péniblement un reste d'existence
« qu'ils maudissent chaque jour. »

Opposons à ce hideux résultat des folies
médicales le tableau consolant que j'extrais
des annales de la médecine physiologique,
année 1827.

« Dans les deux derniers mois de l'épidé-
« mie, M. Gravier a traité, ou fait traiter
« sous ses yeux, quatre-vingt-trois indivi-
« dus : vingt, pris dès le début, burent de
« l'eau fraîche et guérirent au bout de vingt-
« quatre à vingt-six heures; soixante-trois,
« présentant les symptômes de la troisième
« période, usèrent de la même boisson, su-
« birent des applications de trente à cin-
« quante sangsues à l'épigastre, et se réta-
« blirent en très-peu de temps. Chez ces
« derniers, les symptômes alarmans dispa-
« raissaient aussitôt que les sangsues avaient
« fini de sucer. Le retour de la chaleur aux
« extrémités, le rétablissement du pouls,

« l'apparition des urines et un sommeil pai-
« sible, pendant lequel la peau devenait
« toujours moite, annonçaient la fin de la
« maladie. La joie des malades, à leur réveil,
« était inexprimable ; ils n'éprouvaient plus
« ni anxiété, ni souffrance. Le rétablissement
« de leurs forces surtout mettait le comble à
« leur contentement et stupéfiait les *incen-*
« *diaires*, qui ne conçoivent pas encore
« aujourd'hui comment l'eau fraîche et les
« sangsues peuvent opérer ce *miracle;* c'est
« par ce mot qu'ils en désignent l'effet. Mais
« les exemples ont été si multipliés, si pu-
« blics, qu'il leur a bien fallu se rendre à
« l'évidence. Ces soixante - trois malades
« avaient tous repris leurs occupations ha-
« bituelles dans la troisième journée qui sui-
« vit l'application des sangsues. Pour rendre
« ce fait authentique et le mettre à l'abri de
« toute contradiction, M. Gravier pria M. le
« comte Dupuy, gouverneur général des éta-
« blissemens français dans l'Inde, de charger
« le magistrat juge de police de vouloir bien
« interroger les quatre-vingt-trois individus
« qui viennent d'être cités, et de prendre acte
« de leur déclaration, ce qui fut fait ».

Je pourrais joindre ici l'état des guérisons

obtenues à Karikal par M. Négrin et les certificats à l'appui ; je pourrais ajouter que Sinnapa-Ambou, sur deux cent cinq Cipahis qu'il a traités dès l'invasion, à Pondichéry, avec l'eau de riz ou l'eau fraîche, en a guéri cent quatre-vingt-cinq.

Si, à cette masse de faits si concluans, nous opposons les déclamations insensées des empiriques et des ignorans, si nous lisons leurs écrits placés au-dessous de la critique, et qui ne feraient naître que la pitié s'ils n'étaient dangereux, notre jugement ne sera pas douteux.

Ce n'est pas d'aujourd'hui que l'eau fraîche a été conseillée contre le choléra-morbus ; Arétée de Cappadoce, après avoir indiqué les moyens de réchauffer le malade avec la laine, les frictions, les onctions, ajoute qu'il faut donner aux malades deux ou trois verres d'eau froide : *Tunc frigidæ aquæ cyathi duo aut tres propinandi sunt ad ventris astrictionem, ut retrogradus humorum cursus cohibeatur, utque STOMACHUS ARDENS refrigeretur.* (Aret. de curat. morb. acut. lib. 2, cholera, p. 197.)

Par une contradiction dont il est difficile, pour ne pas dire impossible, de se rendre compte, les médecins, que nous avons vus avec horreur porter l'incendie dans des esto-macs brûlans, s'accordent tous sur ce point que la saignée produit de très-bons effets dans le traitement du choléra épidémique; qu'elle est nécessaire au début même chez les sujets faibles; que plus tard elle est encore utile. M. Annesley, parlant de ce qui s'est passé sur le vaisseau du capitaine Harris, dit que presque tous ceux qui n'ont pas été saignés, ou dont le sang n'a pas coulé, sont morts : ceux qui ont été saignés et envoyés aussitôt à l'hôpital de Madras, ont guéri.

Scot, tout en avouant qu'il ne comprend pas comment, les forces de la vie paraissant anéanties, la saignée peut guérir, avoue pour-tant que l'extraction du sang n'a pas peu con-tribué à procurer un triomphe signalé à l'art de guérir.

La saignée a également réussi entre les mains de M. Wilson, de M. Cabes. M. Ma-dean, chirurgien du 53e régiment, affirme que dans le stade le plus avancé de la mala-die, chez l'Européen robuste, comme chez l'Indien, la saignée doit être la base du trai-tement. Il ajoute que ni la chute du pouls, ni les apparences générales de débilité, ne doivent arrêter.

Il faut en effet que la saignée soit bien efficace contre la marche désastreuse du choléra, puisque les bienfaits de cette médication ne peuvent pas être entièrement perdus sous l'influence même des remèdes les plus violens. Cette réflexion, que fait naître la pratique des médecins anglais, s'est présentée naturellement à mon esprit, quand, à l'Hôtel-Dieu de Paris, j'ai vu succéder, aux saignées ou aux sangsues, le punch au rhum, le vin chaud à la canelle, les décoctions de menthe poivrée et de mélisse, les potions éthérées camphrées, en un mot tout ce que la raison désavoue.

C'est à cette occasion que je pus me persuader que cette prétendue invasion de l'entité typhus dans les hôpitaux, que l'on crut une nouvelle calamité unie à la première, n'était que le résultat d'un traitement mal combiné, et qu'ici le choléra était descendu à la nuance typhoïde, ou à la gastro-entérite aiguë.

Je n'ai pas eu à déplorer, dans tous les hôpitaux de la capitale, l'espèce d'aveuglement dont me semblaient frappés des hommes que la renommée avait proclamés habiles. La clinique du Val-de-Grâce m'a amplement dédommagé de mon temps perdu ailleurs. Là j'ai entendu les réflexions et les enseignemens d'un homme de génie, prenant la maladie sur le fait, interrogeant tous les cadavres de ceux qui succombaient, y puisant et communiquant à ses nombreux auditeurs des principes invariables conduisant à un traitement rationnel.

On peut, sans crainte de se tromper, avancer que ce traitement seul survivra à cette foule de conceptions extravagantes ou hazardées, que des sectaires fanatiques ou ignorans essayent en vain de soustraire à la réprobation qui les attend.

Traitement prophylactique.

En se rappelant les causes physiques et morales accessibles à nos moyens d'observation, et qui peuvent disposer à contracter le choléra-morbus, on en concluera naturellement que c'est dans l'éloignement de ces causes que résident tous les moyens prophylactiques ou préservatifs.

Ainsi ils consisteront dans toutes les précautions hygiéniques connues de tout le monde ; dans une alimentation saine et sub-

stantielle à laquelle présidera la sobriété ;
dans l'usage de la raison pour fortifier le
moral.

L'instruction populaire, rendue publique
dans toute la France, prémunit d'une manière
satisfaisante contre les abus de régime, et
donne des conseils salutaires en tout ce qui
a trait à l'hygiène publique et particulière ;
on peut donc s'y reporter pour ce qui est
moyen de se garantir de la maladie. Mais il
n'en est pas de même du chapitre intitulé :
*De la conduite à tenir quand le choléra se
manifeste chez un individu.* Je n'ai pas besoin
de revenir sur les motifs qui me font blâmer
l'infusion de menthe poivrée ou de mélisse
par demi-tasse toutes les demi-heures, avec
addition de douze à quinze gouttes de liqueur ammoniacale anisée ou camphrée, et
l'alkali volatil fluor; les développemens dans
lesquels je suis entré suffiront au lecteur.

Une des circonstances qu'il est important
de signaler comme prodrôme ou signe pré-
curseur du choléra-morbus, est un dérange-
ment notable survenant ordinairement dans
les fonctions des organes de la digestion.
Chez presque tous les cholériques que j'ai
questionnés dans les hôpitaux de Paris, il

avait existé de la diarrhée un ou plusieurs jours avant le développement de symptômes plus graves, l'appétit avait été dérangé, souvent des nausées s'étaient manifestées. Si alors le médecin est appelé, rien de plus facile que de faire, pour ainsi dire, avorter la maladie; quelques sangsues à l'anus ou à l'épigastre, selon que la diarrhée ou les nausées prédominent, suffisent toujours. On y joindra une boisson délayante, comme limonade légère, eau d'orge, ou seulement de l'eau pure, et la diète autant que le médecin le jugera convenable.

Si ces prodrômes n'ont pas été combattus, on voit se développer des accidens qui appartiennent déjà à la redoutable maladie; il faut se presser d'agir, et le succès sera d'autant plus certain que les tégumens du ventre ne seront pas encore refroidis. Alors vingt-cinq, trente sangsues, plus ou moins, suivant la force et l'âge de l'individu, doivent être appliquées à l'épigastre.

Première Observation.

Mlle .... éprouve, le 14 avril 1832, des vomissemens d'un liquide clair, mêlé d'une teinte bilieuse assez prononcée; il n'y a point de diarrhée; la région épigastrique est très-douloureuse; il y a refroidissement des extrémités, crampes de tous les membres, convulsion ou crampe des muscles de la langue et de la mâchoire, pouls très-petit, lent et quelquefois fugitif, perte totale du sens de l'odorat et du toucher, pâleur de la face, altération des traits, conjonctive injectée.

Comme la peau du tronc n'est pas encore frappée de froid, application immédiate de vingt bonnes sangsues à l'épigastre, dont les piqûres donnent depuis neuf heures et demie du matin jusqu'à six heures du soir. Limonade froide pour boisson. Six heures après cette application, retour de la chaleur et son égale répartition, cessation des crampes, la parole est facile, le pouls est relevé, la satisfaction remplace l'inquiétude qu'exprimait le *facies* le matin; l'aspect général de la malade donne les plus belles espérances de succès.

Le 15, les vomissemens, qui avaient reparu à des intervalles plus ou moins éloignés dans la journée du 14 jusqu'au soir, ont cessé; la peau a repris sa chaleur normale, le pouls est un peu fréquent mais naturel. La convalescence ne se fait pas attendre.

Deuxième Observation.

Mme ..... me fait appeler, le 23 avril dernier; elle avait eu pendant la nuit des vomissemens, anxiété, sueur froide abondante; il était dix heures du matin quand j'arrivai près de la malade; voici l'état où je la trouvai : la face altérée, d'une pâleur plombée et froide comme le marbre, exprimant la terreur; les extrémités également refroidies, crampes dans tous les membres, douleur si considérable de tout le ventre, que la malade ne peut se donner aucun mouvement; cependant il n'y a point de diarrhée. Les vomissemens, d'un liquide clair mêlé de mucosités, sont très-fréquens et très-pénibles; la peau du ventre a conservé de la chaleur; le pouls est si petit et si lent qu'il bat à peine 45 fois par minute; suppression d'urine.

Application de vingt sangsues à l'épigastre, boisson d'eau froide et de limonade légère, lavemens émolliens.

Le 24, à huit heures du matin, je trouve ma malade beaucoup mieux; les piqûres de sangsues donnent encore et pourtant la face est rouge, la peau très-chaude et le pouls très-développé ; la douleur épigastrique a considérablement diminué , les vomissemens ont cessé : le choléra est descendu à la nuance *gastro-entérite*. Je prescris une nouvelle application de sangsues, le mieux s'établit, et, le 29, la malade est en pleine convalescence.

Troisième Observation.

Le 17 avril, M. Bauhin est pris dans la nuit de coliques, de vomissemens qu'il prend pour une indigestion ; il a dix à douze selles très-abondantes d'un liquide clair comme de l'eau dans laquelle nageraient de petits flocons blanchâtres que le malade comparait à de petits vers (ascarides vermiculaires). Malgré cette grave indisposition , il vient au marché de L'Aigle distant de deux lieues de la commune de Chanday qu'il habite; il est obligé de s'arrêter plusieurs fois en route pour satisfaire à de nouveaux besoins. Les déjections sont semblables aux premières, toujours abondantes et accompagnées de grandes douleurs intestinales. Il ne s'en établit pas moins sur le marché ; mais bientôt il éprouve une anxiété considérable, des tintemens d'oreille ; on le transporte dans une maison où il perd connaissance; une évacuation copieuse du même liquide clair et floconneux a lieu avec soulagement. Lorsque j'arrivai, la syncope avait cessé. Je demandai au malade comment il s'était trouvé, quelle sensation il avait éprouvée; il me répondit qu'il lui semblait avoir le cœur serré, et qu'il allait mourir si cet état se prolongeait. La face était altérée, livide; les mains cyanosées (bleues) et froides, le pouls presque imperceptible; il y avait des crampes; les vomissemens et la diarrhée cholérique continuaient; celle-ci était inodore, ne tachait pas les linges et coulait presque continuellement avec coliques. Le malade ne savait pas s'il y avait suppression d'urine, il croyait qu'elle s'échappait comme les selles et en même temps.

Application de trente sangsues sur l'abdomen; pour boisson, limonade froide à la glace.

A mesure que le sang coule, le pouls se relève, la chaleur renaît aux extrémités qui deviennent chaudes, perdent leur couleur bleuâtre; les mains sont rosées. Il existe encore des selles claires et des coliques; mais, dans l'après-midi, je m'aperçois que les déjections, sans cesser d'être liquides, se teignent légèrement en jaune.

Le soir, j'ordonne un demi-lavement émollient, avec addition de 3o gouttes de laudanum liquide de Sydenham. Je revois le malade avant de me coucher; il est très-bien. Le pouls, qui était arrivé au type fébril pendant l'écoulement du sang, a repris son état normal.

18. Depuis l'administration du demi-lavement laudanisé, il n'y a plus de selles, les coliques ont cessé, le malade a demandé le pot pour uriner. On a pu, dans l'après-midi, le mettre dans une voiture pour le conduire chez lui. J'ai recommandé la diète encore et beaucoup de circonspection dans le régime qui devrait suivre.

Cette troisième observation offre un degré du choléra beaucoup plus grave que les deux premières; différence qui dépend surtout ici de la promptitude des secours donnés.

Il est naturel de conclure de ces faits, qui me sont particuliers, que le choléra attaqué au début, quand il ne se présente pas avec ce caractère nécessairement mortel qui tue quelquefois instantanément ou en peu d'heures, est toujours, ou très-souvent, curable. Il faut excepter cependant les personnes dont les viscères de la digestion sont organiquement lésés; elles ne sont point appelées à jouir de ce bienfait.

Supposons maintenant que le traitement dès l'invasion ait été négligé, nous aurons les symptômes très-graves qui caractérisent la seconde période d'envahissement. La cyanose sera générale, l'action des sangsues sera nulle, ou le sang ne coulera point. La saignée sera pratiquée sans résultat. C'est ici le cas de réchauffer le malade par tous les moyens extérieurs. Ainsi application de cataplasmes émolliens chauds sur l'abdomen; si les douleurs abdominales sont très-fortes, y ajouter le laudanum liquide, donner même des demi-lavemens laudanisés, faire des frictions sèches, entourer le malade de couvertures chaudes (1), appliquer aux pieds ou aux jambes des cataplasmes synapisés; faire pren-

---

(1) Les journaux ont rapporté un moyen qui paraît avoir eu des succès; il consiste à couvrir le malade de laine, à l'emmailloter, pour ainsi dire, jusqu'aux aisselles, et à recouvrir le tout de taffetas ciré ou d'étoffe imperméable.